PLASMA RICO EN PLAQUETAS EN ORTOPEDIA

TRATANDO LESIONES DE HOMBRO, RODILLA Y TENDONES EN EL ADULTO

Dr. PEDRO NIETO

Título Original:
PLASMA RICO EN PLAQUETAS EN ORTOPEDIA
TRATANDO LESIONES DE HOMBRO, RODILLA Y TENDONES EN EL ADULTO
Autor:
Pedro Nieto
Copyright ©2018 por Pedro Nieto
Primera Edición
ISBN-13: 978-1979184908
ISBN-10: 1979184909
Toda precaución fue tomada para asegurar la fiabilidad del contenido, sin embargo, el autor no puede asumir la responsabilidad por las correcciones que se puedan generar de la información suministrada.
Todos los derechos reservados. Esta publicación no puede ser reproducida, ni en todo, ni en parte, ni registrada en o transmitida por un sistema de recuperación de información, en ninguna forma ni por ningún medio, sea digital, electrónico, por fotocopia, o cualquier otro, sin el permiso previo del autor.

Dedicatoria

Además de mis amados padres Ángel y Graciela, quienes se emocionan con cualquier "pequeño logro" que obtengo y me han empujado hacia ellos desde que tengo recuerdos, mis hermanos Andrés y Mayela, de quienes aprendí a manejarme con paz, buenas energías y evitando los conflictos que día a día te persiguen, mi esposa Mercedes sin la cual hubiese terminado esto dos años después y mis hijos Ignacio y Paulina, sin los cuales hubiese terminado esto dos años antes, este libro está dirigido a hombres y mujeres adultos y dedicado a médicos jóvenes, para que su interacción les ayude a vivir mejor...

INDICE

1.- INTRODUCCION	1
2.- PLASMA RICO EN PLAQUETAS - DEFINICIONES	3
3.- PATOLOGIA DEGENERATIVA MUSCULOESQUELETICA	6
3.1.- OSTEOARTROSIS / DEFINICION Y EPIDEMIOLOGIA	6
3.1.1.- TRATAMIENTO DE LA OSTEOARTROSIS	8
3.2.- TENDINITIS CRONICA / TENDINOSIS	10
3.2.1.- TRATAMIENTO DE LA TENDINITIS CRONICA / TENDINOSIS	12
4.- INDICACIONES DE PLASMA RICO EN PLAQUETAS EN ORTOPEDIA	16
5.- CONSULTA CON EL ORTOPEDISTA	19
6.- ESCOGIENDO AL PACIENTE	21
7.- ¿QUE ESPERAR? LO BUENO Y LO MALO...	24
8.- CONTRAINDICACIONES	27
9.- PREPARACION Y DISTINTAS TECNICAS DE ACUERDO AL SITIO DE COLOCACION	29
10.- CUIDADOS POSTERIORES AL PROCEDIMIENTO	32
11.- COSTOS Y CONSIDERACIONES ADMINISTRATIVAS	33
CONCLUSION	35
GLOSARIO	36

1.- INTRODUCCION

Históricamente, el enfoque del tratamiento del dolor musculoesquelético, tanto articular, como muscular y tendinoso, ha sido canalizado con una visión primordialmente quirúrgica en el primero de los casos, y en el segundo, muchas veces con inmovilizaciones prolongadas que terminan generando en muchos casos limitaciones biomecánicas importantes como rigidez al concluir el tratamiento.

Con el constante avance en estudios que han conllevado el advenimiento de distintas alternativas terapéuticas menos agresivas, en la actualidad se ha perseguido con resultados altamente satisfactorios, mejorar la calidad de vida de los pacientes con dolores musculoesqueléticos disminuyendo el número de cirugías con sus diferentes consecuencias.

En este sentido, la terapia con Plasma Rico en Plaquetas hoy en día se presenta como una de las alternativas más utilizadas por sus excelentes resultados en el tratamiento de estas dolencias en los casos tanto degenerativos (por desgaste) como de lesiones deportivas o traumáticas (agudas).

El número de cirugías articulares para enfermedades degenerativas, tanto artroscopias como reemplazos articulares o artroplastias, actualmente se ha visto disminuido como primera opción terapéutica en muchos casos y está reservado por parte de muchos profesionales en cirugía ortopédica, para aquellos pacientes que, o bien presenten un grado de la enfermedad muy severo o avanzado, o para aquellos pacientes a quienes por cualquier causa, la terapia con plasma rico en plaquetas no ha dado los resultados esperados, lo cual con frecuencia está asociado igualmente a lo avanzado de la patología.

Todo este último análisis, que concluye esa disminución del número de cirugías como primera opción terapéutica por las connotaciones positivas que ofrecen este tipo de tratamientos por una mejoría en la calidad de vida, igualmente repercute de manera directa positivamente desde el punto de vista económico tanto para los pacientes como para los diferentes programas de salud, ya sean públicos o privados de las diferentes comunidades a nivel mundial.

2.- PLASMA RICO EN PLAQUETAS – DEFINICIONES

2.1.- MEDICINA REGENERATIVA

También llamada "medicina anti envejecimiento o antiaging", se refiere a aquella rama de la medicina, con mucho auge en la actualidad, que se encarga de indicar y aplicar tratamientos dirigidos a la búsqueda de la regeneración y reparación tisular con el fin de mejorar la función del tejido u órgano regenerado.

Entre las diferentes alternativas terapéuticas en cuanto a medicina regenerativa se pueden mencionar la Terapia con Células Madre, tratamiento en este momento difícil de realizar y que podría considerarse experimental en enfermedades osteomusculares crónicas; Terapia de aplicación de Plasma Rico en Plaquetas, tema de discusión en esta publicación; y otras muchas terapias utilizadas primordialmente por especialistas en medicina antienvejecimiento en la actualidad.

2.2.- PLASMA RICO EN PLAQUETAS

El termino Plasma Rico en Plaquetas, deriva de las iniciales del término en inglés "Platelet Rich Plasma" (que en este caso coinciden con sus iniciales en español).

En el año 2.007, el termino se acuño en MeSH (*Medical Subject Headings*), la cual es la más importante guía mundial para terminología en diagnósticos médicos.

Consiste en una fracción de plasma sanguíneo del mismo paciente con una concentración de plaquetas mucho más elevada que la del plasma regular cuyos valores normales varían entre 150.000 y 400.000 /mm³.

Por lo tanto se podrá considerar un injerto autólogo o autoinjerto (del mismo paciente) de lo cual derivan puntos importantes siendo el principal la seguridad del procedimiento en varios aspectos debido a que por un lado, no se trata de la aplicación de ninguna droga, o medicamento sintetizado en ningún laboratorio, de lo cual no se esperarían, o se esperarían mínimos efectos secundarios del producto aplicado aparte de lo descrito para cualquier infiltración o inyección; y por otro lado, al tratarse de un producto biológico, pero ser del mismo paciente (autólogo), se evitan contaminaciones y contagios por intercambio de tejidos y/o fluidos entre individuos.

La manera como el Plasma Rico en Plaquetas funciona, es optimizando los mecanismos fisiológicos naturales que todos poseemos para la reparación o cicatrización de los tejidos después de una lesión, mejorando por lo tanto la respuesta curativa natural del organismo.

Esto se produce a través de los llamados Factores de Crecimiento Plaquetario, los cuales son proteínas que rodean a las plaquetas, las cuales inducen la regeneración de diferentes tejidos tales como colágeno, piel, cartílago, nuevos vasos sanguíneos entre muchos otros tejidos mediante la proliferación celular a través de la migración celular dirigida.

3.- PATOLOGIA DEGENERATIVA MUSCULOESQUELETICA

3.1.- OSTEOARTROSIS / DEFINICION Y EPIDEMIOLOGIA

Las articulaciones son la estructura anatómica principalmente involucrada en el movimiento esquelético de un individuo lo cual le permite manejarse de manera autónoma. Se trata de la unión de los diferentes huesos mediante varias estructuras tendinosas tales como la capsula articular y en algunas, diferentes ligamentos que refuerzan su unión. En su interior, existe el llamado Liquido Sinovial, el cual es necesario y sirve para disminuir la fricción entre otras cosas y mantener la calidad del cartílago articular que recubre los extremos óseos que conforman esta unión. Este líquido es segregado por el tejido o membrana sinovial. Existen distintos tipos de articulaciones o uniones entre los huesos según sus rangos de movilidad, variando desde las articulaciones con mucha movilidad hasta otras casi sin movilidad.

La Osteoartrosis o Artrosis se refiere a la lesión o daño del cartílago articular y puede ocurrir en cualquier articulación independientemente de su tamaño o del grado de movilidad de la misma, y puede ser de origen degenerativo (por desgaste), o de origen traumático, como su nombre lo indica.

Este desgaste del cartílago genera dolor, limitación de la movilidad y rigidez articular.

El 70% de las personas mayores de setenta años muestra evidencias radiológicas de osteoartrosis en alguna articulación aunque sólo tienen síntomas la mitad de ellas.

El 80% de las personas que padecen artrosis tienen limitaciones de movimiento y un 25% incluso está incapacitada para realizar las actividades normales de la vida cotidiana.

Esta enfermedad, es considerada como la cuarta causa de incapacidad entre las mujeres y la octava entre los hombres a nivel mundial.

De las llamadas grandes articulaciones, las que más se ven afectadas son la rodilla y la cadera, seguidas por el hombro; y en cuanto a las pequeñas articulaciones, las articulaciones de las manos y la región del carpo, así como las de los pies son las que con mayor frecuencia sufren pos estas dolencias, y generalmente están asociadas con artritis en el caso de las manos, la cual es otra patología y debe diferenciarse de la osteoartrosis, y con hallux valgus (juanete) y pie reumático en el caso de los pies.

3.1.1.- TRATAMIENTO DE LA OSTEOARTROSIS

El tratamiento de la Artrosis siempre debe ser enfocado en la búsqueda de la mejoría en términos de la movilidad de la misma y la disminución o eliminación del dolor que esta conlleva.

Las diferentes alternativas terapéuticas han sido cubiertas hasta la actualidad por tres ramas principales las cuales se enumeran a continuación:

- TRATAMIENTO FISICO
- TRATAMIENTO MEDICO
- TRATAMIENTO QUIRURGICO

El TRATAMIENTO FISICO se refiere a indicación de caminatas, referencia a Fisioterapia para aplicación de protocolos de ejercicio individualizados para cada articulación y aplicación de agentes físicos como calor o frio local, ultrasonido, electroterapia y laser entre otros, referencia a Nutricionistas para manejo de sobrepeso y obesidad con el fin de disminuir las cargas en la articulación y finalmente uso de ortesis tales como bastones o andaderas.

El TRATAMIENTO MEDICO abarca la medicación oral y parenteral, las infiltraciones intraarticulares que pueden ser de anestésicos, antiinflamatorios o la combinación de los mismos, o ácido hialurónico.

El TRATAMIENTO QUIRURGICO puede ir desde la limpieza o *"toillete"* articular por vía artroscópica, la cual es una cirugía de recuperación rápida en líneas generales, pasando por cirugías de alineación de miembros u osteotomías en casos de deformidad significativa, las cuales son cirugías con mayor nivel de complejidad técnica para el cirujano y de recuperación más lenta, hasta sustitución articular total con el uso de prótesis, tratándose de cirugías mucho más complejas pero por lo general de recuperación más rápida que las anteriores en la mayoría de los casos.

La terapia regenerativa con aplicación de PLASMA RICO EN PLAQUETAS para el tratamiento de la Artrosis, ha surgido recientemente como una alternativa que busca revertir, o al menos detener del proceso degenerativo del cartílago articular.

Hasta ahora y desde sus inicios, ha representado, sin lugar a discusión, un tratamiento revolucionario al compararlo con los tratamientos paliativos que hasta ahora existían, los cuales ni detienen, ni previenen, ni son parte de la curación de la enfermedad.

3.2.- TENDINITIS CRONICA / TENDINOSIS

La tendinitis crónica consiste en la inflamación de cualquier estructura tendinosa o ligamentaria por tiempo prolongado, mientras que en la tendinosis por definición, en su fisiopatología esta descrita además una degeneración estructural del contenido de la fibra tendinosa afectada, no solamente desde el punto de vista inflamatorio sino también en la calidad del tendón propiamente dicho, resultando en ocasiones, en la sustitución de tejido fibroso y colágeno especifico por tejido graso conllevando muchas veces a la ruptura del tendón.

En todo caso, si bien desde el punto de vista fisiopatológico se trata de afecciones distintas del tendón, ambos diagnósticos los agrupamos en conjunto debido a su presentación clínica la cual en muchas ocasiones es la misma, traducida como dolor de larga data y de difícil tratamiento, el cual muchas veces lleva al abandono del tratamiento por parte del paciente.

La presentación clínica consiste en dolor en la estructura afectada, generalmente de larga data y que no mejora con tratamientos a base de antiinflamatorios no esteroideos muchas veces automedicados. Esto generalmente es debido a que el dolor originado por la tendinitis crónica y la tendinosis lo enmarcamos dentro del grupo de

DOLOR NEUROPATICO, el cual, en líneas generales lo que quiere decir es que dentro de su fisiopatología está involucrada la inflamación de estructuras neurológicas o nervios en sí, lo cual a su vez convierte estas patologías en enfermedades de difícil tratamiento debido a que es de muchos conocido que la recuperación de lesiones del tejido neurológico por mínimas que estas sean, es de las mas lentas.

Con respecto a las causas, existen diferencias puntuales entre un diagnóstico y otro ya que, en la tendinitis crónica generalmente existe un antecedente traumático, de sobreuso o mal uso por actividades físicas bien sea deportivas o laborales referido por el paciente o al examen físico el medico puede observar deformidades o alteraciones anatómicas que pueden generar sobrecargas de tensión o de carga en tendones o ligamentos específicos como lo observamos con frecuencia en el caso de las deformidades de miembros inferiores. En la tendinosis la causa es generalmente degenerativa (por desgaste) y tiene que ver con oficios que realizara el paciente durante su vida laboral (antecedentes laborales), predisposición individual de cada paciente o inestabilidades articulares adquiridas generalmente por traumatismos antiguos las cuales pudieran llevar también a la osteoartosis.

3.2.1.- TRATAMIENTO DE LA TENDINITIS CRONICA Y DE LA TENDINOSIS

Muchas veces tanto para el paciente como para el médico, la eliminación de los signos clínicos derivados de la tendinitis crónica y de la tendinosis representa una lucha de resistencia para ambas partes que requiere por una parte de mucho conocimiento y experiencia por parte del médico y por otra parte, de mucha confianza del paciente hacia su doctor para seguir las indicaciones y tratamientos sugeridos, ya que en muchas ocasiones el tratamiento de estas patologías se torna prolongado y requiere de rotaciones de tratamientos farmacológicos, ajuste de dosis, y múltiples herramientas terapéuticas que se numeran y explican a continuación.

TRATAMIENTO FARMACOLOGICO

Va desde la indicación de tratamientos tópicos con uso de cremas, geles, sprays, atomizadores, parches medicados; tratamientos orales a base de antiinflamatorios no esteroideos, neuromoduladores como gabapentina y pregabalina, pasando por el uso de tratamientos inyectados como complejo vitamínico B por sus propiedades antineuríticas, todo esto enfocado en el componente neuropático del dolor, hasta finalmente infiltraciones de esteroides combinados con anestésicos cuyo uso es controvertido, sobre todo cuando se hace repetitivo debido a que a largo plazo lejos de representar una mejoría, pudiera ser contraproducente para el paciente.

TRATAMIENTO FISICO

La referencia de los pacientes a la Unidad de Fisioterapia y Rehabilitación, es indudablemente de gran importancia y suma herramientas para mejorar el tiempo de curación en este tipo de patologías, con la aplicación de agentes físicos y tecnológicos como la electroterapia (TENS), ultrasonido, laser frio para tejidos profundos, crioterapia y calor húmedo local; así como distintas técnicas tanto de terapia manual como vendaje neuromuscular. También esta descrito el uso de ondas de choque extracorpóreas las cuales hoy en día han disminuido su aplicación quizá debido a la aparición de nuevas alternativas y a que es un procedimiento que genera algo de dolor en el paciente al momento de su aplicación.

Por otra parte las inmovilizaciones bien sean estáticas (férulas rígidas o yesos) o dinámicas (vendajes blandos elásticos, coderas, tobilleras, rodilleras, etc.) muchas veces están indicadas dependiendo de la estructura afectada.

TRATAMIENTO QUIRURGICO

En el caso de la tendinitis crónica, el tratamiento quirúrgico no está considerado como tratamiento de primera elección. Con respecto a la tendinosis, esta patología, al generar un cambio en la composición estructural del tendón, termina en muchos casos en la ruptura del mismo la cual generalmente será de tratamiento quirúrgico con el fin de reparar el tendón lesionado. En estos casos la reparación se hace difícil para el cirujano debido a que la calidad del tendón lesionado está comprometida.

La terapia con PLASMA RICO EN PLAQUETAS en el tratamiento de las tendinitis crónicas y tendinosis definitivamente ha aparecido como una nueva herramienta terapéutica efectiva y revolucionaria para patologías que eran de tratamiento difícil por tener como componentes principales en su origen, tanto componentes biomecánicos debido a que el tendón es una estructura en constante movimiento y sometida a fuerzas de tensión; como componentes neuropáticos.

4.- INDICACIONES DE PLASMA RICO EN PLAQUETAS EN ORTOPEDIA

A continuación, se enumerará en una lista por regiones anatómicas, los diagnósticos más frecuentes de las estructuras susceptibles a tratamiento regenerativo con el uso de PLASMA RICO EN PLAQUETAS que ha mostrado resultados clínicos satisfactorios con el fin de sintetizar y ofrecer una guía práctica de las indicaciones que desde el punto de vista osteomuscular pudiera tener este tratamiento.

HOMBRO

- Patología de manguito rotador (Tendinitis/tendinosis, rupturas parciales)
- Tendinitis del bíceps braquial
- Microinestabilidad adquirida (Ej. Lesiones tipo SLAP)

CODO

- Epicondilitis medial y lateral (codo de tenista y codo de golfista)

MUNECA Y MANO

- Tenosinovitis de Dequervain

- Artrosis de muñeca
- Risartrosis (artrosis trapecio-metacarpiana)

PELVIS Y CADERA

- Sacroileitis
- Tendinitis del glúteo
- Trocanteritis
- Artrosis de Cadera (poco usado por la dificultad técnica versus la mejoría obtenida)

RODILLA

- Tendinitis del cuádriceps
- Tendinidis de la cintilla iliotibial
- Tendinitis del retinaculo extensor (medial y/o lateral)
- Artrosis de rodilla
- Meniscopatia incipiente (grado I)
- Tendinitis de ligamentos colaterales (mediales y laterales)
- Tendinitis de Pata de Ganso *("pes anserin")*
- Tendinitis rotuliana

TOBILLO Y PIE

- Tendinitis de T. de Aquiles
- Artrosis de tobillo
- Fascitis Plantar
- Esguinces crónicos

- Tendinitis de Lig. Deltoideo

OTROS USOS

- Fracturas
- Retardos de consolidación ósea posteriores a fracturas
- Pseudoartrosis (no unión de fracturas)
- Patología de columna cervical y lumbar (tema no incluido en este texto)

5.- CONSULTA CON EL ORTOPEDISTA

El paciente debe considerar varios aspectos muy puntuales al momento de consultar al ortopedista por cualquier dolencia osteomuscular si piensa que pudiera eventualmente ser candidato a terapia con PLASMA RICO EN PLAQUETAS.

- Si posee dolores en múltiples estructuras del cuerpo no deje de consultar ninguna, pero trate de enfocar su motivo de consulta en la dolencia principal. Su médico deberá ayudarle a organizar los motivos de consulta. Evite frases como: "doctor, me duele todo…"
- Pregunte a su médico ortopedista si cree que su diagnóstico es susceptible a tratamiento con PLASMA RICO EN PLAQUETAS.
- Considere que no todos los médicos ortopedistas tienen los mismos criterios y algunos (hoy en día pocos), no manejan este tipo de tratamientos y en ocasiones hasta los descalifican. Si esto le sucede y queda con alguna interrogante, no dude en buscar una segunda opinión médica de otro especialista.

- Tenga en cuenta que no todo se cura con PLASMA RICO EN PLAQUETAS. No sobredimensione sus expectativas. Existen patologías que aunque estén en la lista previa de indicaciones, generalmente por su grado de avance, no tendrán buen resultado con este tratamiento. Si su médico lo maneja, seguramente no lo indicara por razones éticas.

6.- ESCOGIENDO AL PACIENTE

Si bien el tratamiento con Plasma Rico en Plaquetas en Ortopedia es aplicable para múltiples patologías tanto articulares como tendinosas y musculares, es importante que el medico tome en cuenta varios factores a la hora de indicárselo al paciente.

- CADA PACIENTE ES DISTINTO: Aunque el caso pueda parecerse y el diagnostico sea el mismo a otros, es importante evaluar el tipo de paciente según su trato, nivel de comprensión de la enfermedad y del tratamiento que se le está proponiendo de manera de anticiparse lo más posible a cuál va a ser su respuesta.

- MANEJO DE EXPECTATIVAS: Así como en cualquier otro diagnóstico, es de suma importancia informar lo más posible al paciente de lo que tiene, de todo lo relacionado con el tratamiento con PRP, de los alcances posibles del tratamiento, del grado de severidad de su patología e inclusive de las estadísticas medicas de éxito de manera de no sobredimensionar lo esperado del tratamiento.

- GRADO DE SEVERIDAD DE LA ENFERMEDAD: La patología degenerativa articular y musculo-tendinosa, es progresiva y por lo tanto, existen en ella diferentes grados que muchas veces están bien diferenciados tomando en cuenta muchas variables (radiología, clínica, estudios de resonancia magnética nuclear entre otros). Es importante saber que las patologías con grados severos de afectación, en líneas generales, son las que menos evolucionan de manera satisfactoria.

- INFORMACION PRECISA DEL TRATAMIENTO: Lo que cada vez se parece más a un consenso, es que la terapia con PRP se debería basar en la aplicación de por lo menos tres sesiones a razón de una semanal o cada diez días y que se trata de una inyección o infiltración (lo cual supone una injuria) la cual NO se combina con ningún anestésico y que por el contrario muchas veces pudiera generar en algunos pacientes una (generalmente) mínima reacción inflamatoria en el sitio de la aplicación, sobre todo en los casos de infiltración tendinosa, ligamentaria o bursal. Es importante que el paciente este completamente informado de esto anterior, con el fin de que culmine el tratamiento y no lo abandone a la mitad.

Es importante que el medico sepa cuando separar los pacientes para cada tratamiento y no olvidar que el tratamiento con PRP es solamente una de las muchas alternativas terapéuticas que se encuentran en su arsenal. Muchas veces es bueno combinar las distintas terapias tales como terapia farmacológica, fisioterapia (electroterapia, laser, ultrasonido, terapia manual, vendajes neuromusculares) e inmovilizaciones por nombrar solo algunas, con el fin de mejorar el resultado en el paciente. Otras veces, irremediablemente el tratamiento quirúrgico debe ser realizado, bien sea por una evolución no satisfactoria posterior a la aplicación de PRP o por el grado de severidad de la lesión, aunque muchos pacientes independientemente de ese grado de severidad solicitan primero una "prueba terapéutica" con PRP antes de tomar una decisión quirúrgica.

7.- ¿QUE ESPERAR? LO BUENO Y LO MALO...

De manera práctica se pudieran enumerar en una lista los *PROS* y los *CONTRAS* de este procedimiento en un intento de generalizar el procedimiento, aunque cada estructura o articulación infiltrada tiene sus particularidades cuando de aplicación de PRP se trata.

***PROS* (LO BUENO)**

- Es un procedimiento seguro siendo que se trata de un producto autólogo, es decir, que proviene del mismo paciente. Por lo tanto, siempre que se realice con las medidas adecuadas de seguridad adecuadas para el paciente y para el operador, no debería tener mayores complicaciones.
- Pudiera representar en algunos pacientes una terapia definitiva dependiendo de una buena indicación por parte del médico tratante y la buena respuesta del paciente, logrando en algunos casos diferir una posible cirugía o hasta omitirla por curación.
- Se trata de un procedimiento mínimamente invasivo tomando en cuenta que solo se necesita una toma de muestra

de sangre como cualquiera de las que se realiza para análisis de laboratorio convencionales y una inyección en la estructura a tratar, que debe ser realizada por un ortopedista experto no solo en anatomía sino en portales y sitios específicos de inyección e infiltración.

- Es un procedimiento "de consultorio" como tradicionalmente es llamado. Es decir, el paciente no amerita una preparación especial ni debe ser realizado en quirófano.
- Es poco costoso, en los casos en los que se deba comparar con el costo de un procedimiento quirúrgico.
- Fácil de reproducir por parte de profesionales ortopedistas tomando en cuenta que los sitios de aplicación generalmente son los mismos sitios donde se aplicaría cualquier otra infiltración local.
- No amerita hospitalización.

CONTRAS (LO MALO)

- Si bien se trata de un procedimiento mínimamente invasivo, se deben realizar al menos dos inyecciones en el paciente en cada sesión, una para extraer la muestra de sangre y otra a la hora de infiltrar el Plasma.
- El producto infiltrado NO se combina con ningún anestésico ya que no se ha demostrado si la mezcla con medicamentos o drogas inactiva de alguna manera los Factores de Crecimiento Plaquetarios que son los protagonistas de esta terapia.
- En algunos casos la aplicación de plasma, sumado a que no se coloca con anestesia, además, puede generar una reacción inflamatoria en el sitio de la aplicación que varía en los distintos individuos.
- Cuando la aplicación es en una estructura tendinosa (codo, pie entre otros), suele ser más dolorosa que cuando se aplica en cavidades articulares o espacios (rodilla y hombro), en las cuales el paciente generalmente no refiere dolor.

8.- CONTRAINDICACIONES

Como se ha comentado en el presente texto, la terapia con Plasma Rico en Plaquetas se trata de un procedimiento bastante seguro. Sin embargo, existen algunas contraindicaciones las cuales no siempre son absolutas y muchas veces son contraindicaciones transitorias las cuales se intentan enumerar a continuación:

- Infecciones locales cercanas al sitio donde se vaya a aplicar.
- Paciente en tratamiento con anticoagulantes. Tal como en muchos otros procedimientos, se recomienda que suspendan el tratamiento 1 semana previa a la terapia de Plasma Rico en Plaquetas.
- Neoplasias malignas: Es ampliamente discutido que, a pacientes con Cáncer, especialmente con tumores localizados cercanos al área de aplicación se les debe restringir la aplicación de este tipo de terapias debido a diferentes teorías como la diseminación de su patología primaria y otras no bien conocidas.
- Embarazo: Si bien se trata de una terapia de aplicación de contenido autólogo (del

mismo paciente), se recomienda abstenerse de aplicarlo durante este periodo.

9.- PREPARACION Y DISTINTAS TECNICAS DE ACUERDO AL SITIO DE COLOCACION

La preparación del paciente para la aplicación de Plasma Rico en Plaquetas en patologías tratadas por el ortopedista es bastante sencilla debido a que, como se comentaba previamente, se trata de un procedimiento técnicamente poco complicado en el cual no existe indicación alguna de ayuno prolongado aunque se recomienda al paciente hidratarse adecuadamente para de esa forma, facilitar los procesos de toma de muestra y obtención de un plasma de calidad y cantidad adecuadas.

La técnica general de preparación del Plasma Rico en Plaquetas requiere de distintas fases puntuales:

- EXTRACCION O TOMA DE LA MUESTRA: Tal como en cualquier estudio de analítica de laboratorio, el paciente acude al consultorio, siendo atendido por la enfermera hemoterapista o flebotomista quien aplicando las medidas de seguridad y antisepsia, tomara la cantidad necesaria de sangre venosa en tubos de características especiales y con un anticoagulante (citrato sódico) que ayudaran a la separación del plasma. La cantidad extraída dependerá del sitio que vaya a ser tratado aunque generalmente no excede los 40ml.

- CENTRIFUGACION: Posterior a la toma de la muestra de sangre, se realiza un centrifugado controlado en cuanto a velocidad y tiempo de exposición con el fin de evitar la mezcla del plasma con elementos formes sanguíneos.

- TOMA DEL PLASMA RICO EN PLAQUETAS: Del total de plasma obtenido de la centrifugación, no todo es Plasma Rico en plaquetas. De hecho, recomendamos tomar el tercio inferior del plasma obtenido el cual es el más apropiado para ser aplicado.

- ACTIVACION DEL PLASMA: Se utilizan distintos compuestos de elementos tales como gluconato de calcio o cloruro de calcio, los cuales liberan los factores de crecimiento contenidos en los gránulos alfa que se encuentran en la superficie de la plaqueta.

Finalmente, para la APLICACIÓN del Plasma Rico en Plaquetas activado en cada distinta área, articulación o estructura, así como cualquier otra infiltración, existen técnicas distintas que se diseñan tomando en cuenta referencias anatómicas específicas que buscan proteger al paciente y no generar daños relacionados con lesiones de estructuras sensibles (nervios o vasos sanguíneos importantes) por la acción de la punción con la aguja que este procedimiento supone. Además, cada tejido o estructura a ser infiltrada, tiene un sitio distinto de punción el cual muchas veces se ubica con mejores resultados gracias al uso del Ultrasonido. (Ver Galería de Imágenes)

10.- CUIDADOS POSTERIORES AL PROCEDIMIENTO

Es discutido el uso de Antiinflamatorios no esteroideos posterior a la aplicación de Plasma Rico en plaquetas con el fin de evitar o minimizar dolores o molestias inherentes al procedimiento. En todo caso, recomendamos al paciente aplicación de crioterapia local con bolsas de hielo, o la administración oral de Acetaminofén en dosis de 500mg a 1g en una sola toma posterior al procedimiento en caso de dolor, el cual, generalmente no amerita medicación alguna.

No existe ninguna limitación posterior al tratamiento con Plasma Rico en Plaquetas que no esté relacionada con la molestia que pueda tener el paciente.

Se debe indicar al paciente vigilancia domiciliaria posterior al procedimiento debido a que las complicaciones del mismo, en caso de que las haya, no son distintas a las de cualquier infiltración de partes blandas o articulaciones.

11.- COSTOS Y CONSIDERACIONES ADMINISTRATIVAS

En el área de la ortopedia, en sus inicios, existían pocos sistemas comercializados mediante la forma de kits para la aplicación de cada sesión de plasma rico en plaquetas, lo cual hacia extremadamente costosa, difícil e impráctica la puesta en marcha de un protocolo adecuado de tratamiento.

Con los estudios realizados y los advenimientos tecnológicos en esta área, cada vez existe más acceso a la tecnología adecuada y se ha hecho más reproducible el procedimiento con resultados clínicos muy satisfactorios.

Todas estas consideraciones repercuten de manera directa, en la disminución de los costos y la mayor accesibilidad del paciente a este tipo de tratamientos

En contraparte, muchas compañías aseguradoras, a pesar de los constantes estudios y publicaciones científicas no cubren los costos de este tipo de terapias debido probablemente a la diferencia de técnicas, los diferentes y a veces contradictorios resultados y la poca estandarización de los procesos para la preparación y aplicación de Plasma Rico en Plaquetas.

CONCLUSION

El paciente debe saber, que el tratamiento con Plasma Rico en Plaquetas para las patologías articulares o musculotendinosas, es apenas una alternativa más, y que si bien es muy prometedor por su acción en la regeneración de los tejidos, muchas veces debe ser aplicado simultáneamente a otros tratamientos tales como medicación específica, fisioterapia, inmovilizaciones y reposo físico. Además, las patologías con un alto grado de severidad en muchas ocasiones no mostraran resultados tan satisfactorios como otras. Por lo tanto, en ocasiones, el tratamiento quirúrgico terminara siendo la opción acertada.

El medico nunca debe dejar de recordar que cada paciente es diferente aunque el diagnostico pudiera significar en un principio similar al de otro. De esta manera, nos ayudamos a nosotros mismos a escoger e indicar lo que pueda resultar más adecuado a cada individuo en lo que a tratamientos se refiere.

La terapia con Plasma Rico en Plaquetas resulta un tratamiento novedoso y revolucionario en Ortopedia debido al papel regenerativo de los tejidos que brinda, lo cual busca detener y a veces revertir los procesos patológicos ya iniciados en el paciente. Sin embargo, no todo está dicho en este asunto, debido a que existe todavía un amplio camino por recorrer.

GLOSARIO

PLASMA: Es la fracción líquida y acelular de la sangre. Se obtiene al dejar a la sangre desprovista de células como los glóbulos rojos y los glóbulos blancos

PLAQUETAS: Son pequeños fragmentos de células sanguíneas. Su función es formar coágulos de sangre que ayuden a sanar las heridas y a prevenir el sangrado.

PATOLOGIA: Enfermedad física o mental que padece una persona.

ENFERMEDADES DEGENERATIVAS: Se pueden originar por la alteración anatómica y funcional de los tejidos de cualquier órgano, aparato o sistema del organismo. En términos colquiales, generalmente se asocian a "enfermedades por desgaste".

"ANTIAGING": Los tratamientos *"antiaging"* son tratamiento antiedad que ayudan a ralentizar el envejecimiento muchas veces enfocados en optimizar la regeneración de los tejidos.

CELULAS MADRE: Son células que pueden dar lugar a otras células. Pueden diferenciarse en otros tipos de células y autorrenovarse, es decir, dividirse y hacer copias de sí mismas. Por ello, pueden colonizar, integrarse y originar nuevos tejidos.

AUTOINJERTO: Injerto de tejido obtenido de otro sitio del mismo organismo que lo recibe. Se refiere a injertos del mismo individuo.

INFILTRACION: Se refiere a la acción de introducir o infiltrar una sustancia generalmente mediante una inyección. En ortopedia generalmente se refiere a inyecciones en sitios anatómicos puntuales como tendones, ligamentos o articulaciones. La sustancia inyectada no necesariamente se trata de medicamentos.

CENTRIFUGACION: Es un método por el cual se pueden separar sólidos de líquidos de diferente densidad por medio de una fuerza giratoria.

LIQUIDO SINOVIAL: Tambien llamado sinovia, es un fluido viscoso y transparente que se encuentra en las articulaciones. Su función es disminuir la friccion entre las estructuras oseas y cartilaginosas que se ponen en contacto para formar las articulaciones. Podria entenderse como un "lubricante" articular entre otras cosas.

CARTILAGO ARTICULAR: Es una capa que cubre la superficie de la articulación, y que tiene las funciones de servir como amortiguador y disminuir la fricción o roce cuando movemos el miembro. Evita que un hueso "choque" contra otro.

ARTROSIS: Enfermedad crónica degenerativa que produce la alteración destructiva de los cartílagos de las articulaciones, asi como las supericies oseas llegando a deformarlas inclusive.

ARTRITIS: Inflamación de las articulaciones de los huesos. Se trata de una patología reumatologica y existen multiples criterios para diagnosticarla. Noves lo mismo que la artrosis.

HALLUX VALGUS: Comúnmente conocido como "juanete" o bunio, es una compleja deformidad que afecta al primer segmento metatarsodigital del pie, viéndose afectados por tanto el primer metatarsiano junto con sus dos sesamoideos.
PIE REUMATICO: Es el conjunto de deformidades que aparecen en el pie durante la enfermedad inflamatoria crónica y generalizada del aparato locomotor.

TENDINITIS: Inflamación de un tendón debida, generalmente, a un golpe o a un esfuerzo excesivo. Existen tendinitis agudas y crónicas, siendo muy diferentes ambas en cuanto a presentación, comportamiento clínico y tratamiento.

MINIMAMENTE INVASIVO: En medicina, un procedimiento mínimamente invasivo se refiere a procedimientos que requieren un pequeño pinchazo en la piel o una incisión muy limitada.

Supone mejor recupperacion del paciente y menos complicaciones.

HEMOTERAPISTA: Es el Profesional de la Salud que realiza la obtención, estudio inmunohematológico y serológico, procesamiento manual o mecánico, conservación y tranfunsión de la sangre humana, componentes, derivados y productos recombinantes de acuerdo con las técnicas al más alto nivel nacional e internacional.

FLEBOTOMISTA: Es el Profesional de la Salud que se especializa en tomar muestras de sangre de los pacientes a través de la perforación de venas o micro técnicas.

ANTICOAGULANTE: Son fármacos que tienen la propiedad de afectar la coagulación de la sangre.